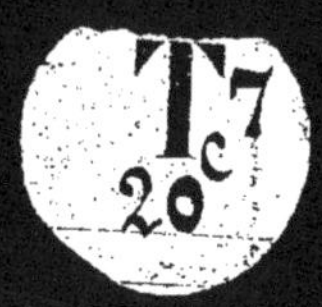

DE L'ACCLIMATEMENT

ET

DE LA COLONISATION EN ALGÉRIE.

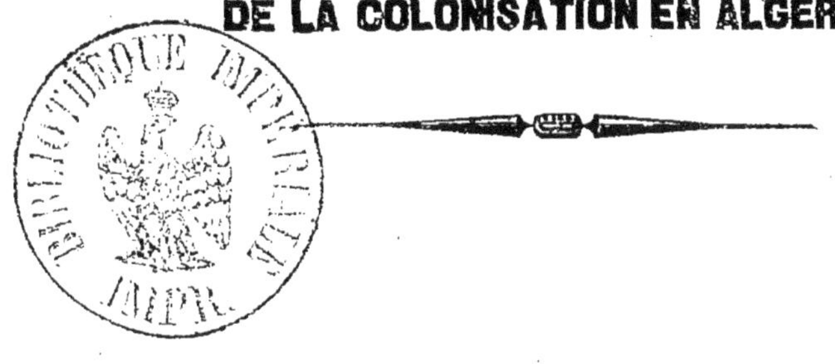

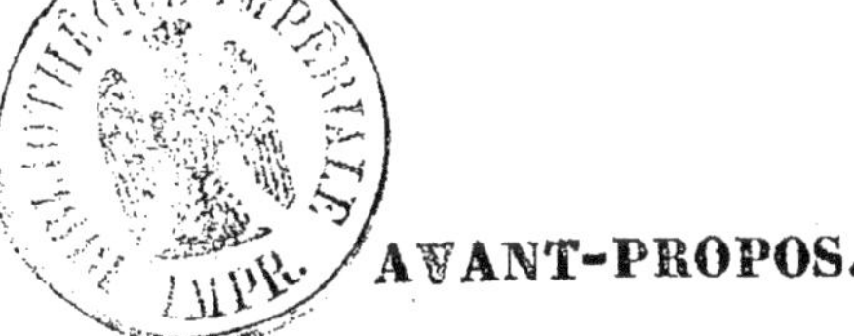

AVANT-PROPOS.

Au moment où la France, par l'organe de l'Assemblée nationale, va prononcer sur le sort futur de l'Algérie, une question préjudicielle est encore à l'état de problême, c'est celle-ci : *L'Européen, et plus particulièrement le Français, peut-il se naturaliser comme agriculteur en Algérie ?*

Des hommes honorables, tous plus ou moins haut placés dans la science, à la tribune et dans l'armée, se sont inscrits contre la doctrine de l'*acclimatement*, et, à l'autorité déjà puissante de leur nom, ils ont ajouté celle de faits imposants et d'argumens souvent très-spécieux.

D'autres cependant ont soutenu la thèse contraire, alors que quelques-uns, témoins indécis du débat, rassemblaient les documens qui leur paraissaient encore nécessaires à l'élucidation du problême.

Médecins en Algérie depuis sept ans, nous mettions en œuvre des matériaux amassés dans ce but, quand, tout récemment, se sont élevées contre l'acclimatement de nouvelles objections.

Personnellement désintéressés dans les choses d'Afrique, et n'ayant, en abordant la question, d'autre pensée que celle d'être utiles à notre pays, l'opinion que nous allons émettre ne sera pas suspecte.

On peut se taire sur des inductions scientifiques, qui, restées dans le domaine de la théorie, sont encore sans application immédiate. Respect alors aux idées. Mais lorsque, dans une matière aussi sérieuse, on voit des hommes éminens tirer d'observations prises sous des latitudes semblables à celles de l'Algérie des conclusions qu'ils prétendent appliquer à ce pays ; lorsqu'on les voit, arguant d'événemens passagers ou exceptionnels et de faits statistiques souvent inexacts et mal interprétés, proposer des vues dont l'adoption, comme principes de gouvernement, peut entraîner de graves conséquences, il n'est plus permis de garder le silence.

Sans doute la France a fait en Algérie, depuis 18 ans, de grands, d'immenses sacrifices d'hommes et d'argent. Mais les résultats en sont-ils aussi stériles que l'ont dit quelques personnes? Nous ne le pensons pas. Les difficultés hygiéniques de l'entreprise sont-elles de telle nature qu'il faille, en interrogeant le passé, juger si sévèrement l'avenir? Nous ne le croyons pas non plus.

Un médecin militaire distingué, l'un des adversaires les plus convaincus de l'acclimatement, et, par suite, de la colonisation, a été, il y a peu de temps, appelé au sein d'une Commission de l'ancienne Chambre des députés, chargée de la discussion des camps agricoles et des crédits de l'Algérie. Fort d'une riche érudition et d'un talent réel, ses argumens ont subjugué plusieurs esprits, et ils ont inspiré à tous les membres de l'honorable assemblée, des doutes dont l'effet a été de paralyser momentanément l'impulsion colonisatrice. Or, en cette occasion, il a eu, suivant nous, le tort de confondre, et de faire confondre plusieurs choses cependant bien distinctes, savoir : l'influence propre du *climat*, cause fixe, permanente, et les influences des *marais* et des *défrichemens*, causes, au contraire, accidentelles et essentiellement amovibles.

D'une telle confusion dans les termes, ont surgi des déductions erronées et les opinions fâcheuses que nous venons combattre. Car, on le comprend, au-dessus du problême politique et social qui s'agite ici, il y a un point scientifique à éclaircir, c'est la question d'hygiène. Il appartient donc spécialement à la médecine d'intervenir ; c'est à elle, sentinelle avancée des colonisations européennes dans les pays chauds, d'éclairer la route et de guider les premiers efforts du législateur.

CHAPITRE I.

A notre sens, les adversaires de l'acclimatement se sont trop hâtés de proclamer l'inaptitude hygiénique des Européens à coloniser l'Algérie ; et leurs appréciations ont porté sur une base complexe dont l'analyse préalable était nécessaire, avant de rien conclure.

Pour répondre aux objections qu'ils ont élevées contre cette thèse, nous nous appuierons surtout sur des données statistiques nombreuses, dont la plupart ont été recueillies par nous avec un soin scrupuleux à des sources authentiques et qu'on peut vérifier ; puis nous ferons le départ de chacune des principales influences auxquelles est en butte, à son arrivée en Afrique, l'immigrant Européen. Procédant ainsi, nous espérons parvenir à démontrer que si, à l'origine de l'occupation, il a en effet existé, et s'il existe même encore aujourd'hui en Algérie, des causes de mortalité assez puissantes pour avoir fait craindre à quelques personnes que l'acclimatement ne fût qu'une chimère, une étude attentive de la succession des temps et des faits depuis 18 ans, nous a permis de constater, en appréciant une à une ces causes et leur somme particulière d'influence, que beaucoup, après s'être affaiblies graduellement, ont fini par disparaître ; que quelques-unes se sont promptement éloignées devant le travail de l'homme ; que d'autres n'ont cessé encore qu'en partie, et qu'enfin la cause même qui, de toutes, est la plus réfractaire, celle que la volonté peut le moins profondément modifier, le climat enfin, est loin de produire la désastreuse mortalité dont on l'a accusée.

Voici, au surplus, en substance, le raisonnement à l'aide duquel on a prétendu ruiner le principe de l'acclimatement, et faire évanouir toute espérance de colonisation agricole.

On a dit :

1° La mortalité en Algérie est plus forte qu'en France ;

2° Elle tend plutôt à augmenter qu'à décroître ;

3° Le chiffre des décès a toujours excédé celui des naissances.

Donc, l'acclimatement n'est qu'un vain mot.

Nous prouverons que la mortalité due au *climat* d'Afrique ne diffère réellement pas beaucoup de celle de France.

Nous prouverons que cette mortalité, si surtout on l'interroge bien dans ses véritables causes, au lieu d'avoir augmenté depuis l'occupation, a décru, au contraire, dans une proportion très-considérable.

Nous n'essaierons pas de prouver que le chiffre des décès a excédé ou non celui des naissances, et voici pourquoi nous ne le tenterons pas : c'est parce qu'en Afrique il existe, parmi les Européens, une population flottante très-forte dans laquelle les *hommes célibataires* prédominent ; ceux-ci fournissent aux décès et n'apportent rien aux naissances. L'argument tiré du rapport des naissances aux décès est donc sans nulle valeur, au point de vue de l'acclimatement. En outre, le chiffre des femmes, même dans la population fixe, a été, jusque dans ces dernières années, bien inférieur à celui des hommes.

La mortalité, dit-on, est beaucoup plus forte en Algérie qu'en France. Loin de nous l'intention d'atténuer l'expression et le coloris des opinions et des faits émis pour prouver cette assertion. La plupart des Généraux qui ont fait la guerre en Afrique, sont unanimes sur ce point. Témoins eux-mêmes du grand nombre de décès qui frappent les troupes dans le cours de leurs campagnes à travers les zônes les plus incultes et les climats locaux les plus heurtés, les plus dissemblables entre eux, ils ont, en effet, dû voir, dans certaines circonstances, des régimens presque entiers, ruinés ou mis hors de service par la fatigue, les privations, la fièvre, le soleil et le froid ; et, à l'heure de l'action, ils ont vu quelquefois des hommes, ceux même qu'ils croyaient les plus valides, tomber à l'état de non-valeur et réduire ainsi à des proportions insuffisantes l'effectif sur lequel ils comptaient. Oui, si l'on compulse l'histoire de l'Algérie dans les temps anciens et modernes, on voit que cette contrée a été, à des intervalles divers et plus ou moins longs, un séjour meurtrier pour tous les peuples qui, comme nous, y ont porté la guerre ; oui, l'occupation d'une foule de points, de La Calle, du Fondouck, de Bouffarick, de Staouéli, de Lalla-Maghrnia, d'El-Arrouch, de Bône, etc., a pu donner lieu à d'effrayantes mortalités. Oui, l'Européen, en Afrique, a trouvé la mort par l'excès de la chaleur et par l'excès du froid ; oui, les marches forcées, les courses dans le désert, la retraite de Constantine, les expéditions de Bou-Taleb et de l'Aurès ont fait à notre armée d'Afrique de bien tristes jours de deuil. Oui, l'hôpital a été le vrai champ de bataille du soldat ; oui, enfin, l'Alsace a vu revenir bien des veuves, bien des orphelins..... Tout cela n'est que trop vrai ; mais les choses eussent-elles été pires encore, qu'est-ce que cela prouverait contre l'acclimatement? Évidemment rien.

Et en effet, dirait-on que le nord de l'Europe est un climat malsain et où le Français ne pourrait s'implanter, parce que notre retraite de Russie a tué en quelques semaines par le froid, la misère et la faim, plus d'hommes que n'en a jamais absorbés, depuis l'occupation, notre rude guerre d'Afrique. Le climat de l'Espagne est-il insalubre, et, s'il s'agissait pour nous de s'y établir, devrions-nous le fuir, parce que, dans un corps d'occupation qui y fut laissé en 1824 par le gouvernement français, en pleine paix, aux portes de notre pays, le rapport de la mortalité de nos soldats à l'effectif employé dans cette Péninsule, a été de 53 sur mille?

D'une statistique établie dès les premiers essais de colonisation en Amérique, n'aurait-on pas conclu aussi à l'impossibilité de l'acclimatement et de la colonisation de l'Européen? Aujourd'hui cependant les États-Unis envoient leurs céréales à l'Europe.

Chacun sait, et surtout les médecins qui ont pratiqué leur art dans les contrées chaudes, que là, bien plus encore qu'ailleurs, il est nécessaire, dans l'appréciation de la cause multiple qui y met presque toujours en péril la vie des premiers immigrans, de bien séparer l'influence du *sol vierge qu'on défriche* de celle *des marécages*, et enfin de l'influence du *climat*. Or, la nécessité de cette distinction est pleinement applicable à l'Algérie.

Les marais, les défrichements, les marches forcées, la chaleur et, très-accidentellement le froid, tels ont été ici les principales causes de nos grandes mortalités. Mais les deux premières de ces causes ont au moins les 4/5 à revendiquer pour leur part. Et, puisqu'on le constate, qu'on se hâte donc, si on veut les faire cesser, d'exécuter les mesures propres à dessécher les marais et à mettre le sol en culture. Toute l'Algérie serait-elle donc marécageuse, et les parties qui le sont, ne peut-on pas les assainir? Qu'on nous prouve que cette opération est impossible; qu'incessamment il faudra recommencer l'œuvre du défrichement, et que toujours une armée de cent mille hommes devra, pour maintenir les Arabes, circuler de la mer au Sahara, et d'Oran à Constantine, nous désespérons alors de l'acclimatement ainsi que de la colonisation, et, nous-même, nous consentons à inscrire aux portes de l'Algérie cette lugubre sentence du Dante;

« *Lasciat'ogni speranza voi ch'entrate.* »

Mais rien n'autorise de telles craintes.

Les desséchemens ont toujours été de la part du gouvernement l'objet d'un soin assidu. Les plaines de Bône, de

Bouffarick, de Staouéli, et plusieurs autres, jadis très-insalubres en sont d'éclatans témoignages. La culture, peu encouragée, il est vrai, jusqu'à ce jour, n'a pas dit, il s'en faut de beaucoup, son dernier mot. Et cependant les essais tentés sur une petite échelle ont permis déjà aux véritables colons d'en prévoir les bons résultats. Il y a deux ans que la paix est rétablie et rien n'indique qu'il y ait à craindre le retour d'un soulèvement général des Indigènes. D'ailleurs, si nous en croyons des hommes compétents, cette insurrection serait facile à réprimer, grâce à notre système actuel d'occupation, grâce à nos routes multipliées qui font communiquer entre eux de nombreux centres de population européenne.

Pourquoi donc alors des présages si décourageans? Pourquoi, lorsque la statistique (1) et l'observation de ceux qui habitent les lieux démontre que, devant les améliorations

(1) Les matériaux statistiques que nous possédons sont les suivans :

1° L'État des naissances à Alger, par sexes et par mois depuis 1831 jusqu'à 1847 inclus ;

2° L'État des décès des enfans créoles depuis 1830 jusqu'à 1847 inclus, par âges, sexes, nationalité des parents, années, mois, et, depuis 1843, par genres de maladies ;

3° L'État des décès des enfans immigrés depuis 1830 jusqu'à 1847 inclus, par âges, sexes, mois, années, zônes de provenance française ou étrangère, et genres de maladies depuis 1843 ;

4° L'État des décès à domicile, depuis 1843 à 1847 inclus, des adultes (hommes et femmes) immigrés, avec indication du sexe, de l'âge, du mois, de l'année, du genre de maladie cause de mort, et, pour beaucoup, de la durée du séjour en Afrique ;

5° L'état des décès, à l'hôpital civil, avec les mêmes indications, de 1837 à 1847 inclus ;

6° L'état des décès des musulmans, divisés en race blanche et noire, et des Israélites avec les mêmes indications, pendant la même période de temps ;

7° L'état de tous les décès de l'hôpital du Dey, depuis 1831 jusqu'en 1847 inclus, avec indication du genre des maladies, du mois et de l'année des décès, du lieu de provenance, de la durée de séjour en Afrique chez un grand nombre ;

8° La statistique de 22 villages ou villes du Sahel d'Alger et du littoral, depuis leur création, avec les distinctions des naissances par localités et des décès, par âges, sexes et mois. Pour servir de *substratum* à tous ces matériaux, nous avons recherché, dans les documens officiels ou officieux que nous avons pu nous procurer, l'état et le mouvement des divers élémens constitutifs des populations depuis la conquête ; ce travail, avec les déductions qu'il comporte, nous occupe depuis plusieurs années, temps qui nous a été nécessaire, par en réunir les bases aux divers points de vue que nous devons embrasser ; il se résume en 120 tableaux synoptiques auxquels nous avons annexé les tables météorologiques de ces 11 dernières années.

effectuées, surtout depuis huit ans, la mortalité, considérée dans le temps et dans l'espace, a diminué ; pourquoi, en présence de cette marche qui décroit en raison directe du progrès des travaux humains et de la sécurité générale, désespérer de l'avenir de la colonisation ?

Nous examinerons successivement, au point de vue de la mortalité : 1° l'influence des marais ; 2° celle des défrichemens ; 3° enfin celle du climat proprement dit ; et nous verrons quelle a été leur action respective sur le chiffre des décès dans les populations Européennes civile et militaire et parmi les indigènes.

Mais avant de consulter la statistique, écartons les objections, puisées dans les documens historiques, qu'on a opposées à la possibilité de l'acclimatement de l'Européen.

CHAPITRE II.

PREUVES HISTORIQUES DE L'ACCLIMATEMENT DES EUROPÉENS DANS LES CONTRÉES CHAUDES ET DE LEUR APTITUDE A Y FONDER DES COLONIES AGRICOLES.

Les Européens, dit-on, n'ont jamais fondé *de colonie agricole* en Afrique, ou, en d'autres termes, ils ne l'ont jamais occupée en cultivant eux-mêmes le sol. Les peuples qui y ont laissé le plus de traces de leur passage, c'est-à-dire les Romains, les Carthaginois et les Vandales, y dominaient en conquérans et non en agriculteurs. D'ailleurs, ajoute-t-on, dans aucune contrée chaude, l'Européen ne peut vivre et se naturaliser à l'état d'agriculteur, à moins que l'altitude, en abaissant la température, n'y corrige la latitude au point d'en ramener la chaleur à la moyenne de température de l'Europe.

Aux documens apportés à l'appui de ces assertions nous répondrons par les faits suivants :

Pour ce qui est du nord de l'Afrique en particulier, il est vrai que, sous les diverses dominations qui se sont succédé dans ce pays, le commerce et l'industrie tenaient le premier rang. Toutefois, les Carthaginois organisèrent autour de l'enceinte de leur ville, dans un espace de soixante-quinze lieues de long sur soixante de large, des colonies agricoles mi-parties d'indigènes et de Phéniciens destinés à former des cultivateurs et des agronomes. Ils donnèrent aux indigènes des notions de culture (Galibert, page 34).

Pendant la domination romaine, sous Micipsa, Cirtha (Constantine) s'enrichit de magnifiques édifices. Une colonie composée d'émigrants grecs et romains vint s'y établir. Les trente années que ce prince passa sur le trône furent très-favorables à la prospérité du royaume de Numidie; l'agriculture surtout y prit un développement extraordinaire (Galibert, page 40).

C'est surtout à la production du blé qu'ils (les Romains) s'attachèrent avec le plus de persévérance et d'ardeur. Ils portèrent en Afrique leurs méthodes de culture et répandirent les lumières de leur vieille expérience sur l'industrie naissante des vaincus, desséchèrent les marais et les lacs, élevèrent des ponts, creusèrent des canaux, tracèrent des routes d'une solidité admirable (Id. page 44).

Césarée de Mauritanie fut élevée par Claude au rang de colonie romaine, l'an 43 de J.-C. Alors chacun eut hâte, à Rome, de venir recueillir sa part des richesses que la féconde terre d'Afrique prodiguait à tous ceux qui la lui demandaient par l'agriculture.

Une multitude d'émigrés volontaires y affluèrent de l'Italie, de l'Espagne et des Gaules (Id. page 44).

Sous la domination qui suivit, nous voyons (Id. page 107) que les Vandales concoururent avec leurs nouveaux concitoyens à la culture des terres.

Voici donc la culture préoccupant tous les peuples européens qui sont successivement venus dominer en Afrique; et à plusieurs reprises des colonnes d'émigrants Européens viennent s'y implanter. Or, les Indigènes, alors sans doute comme aujourd'hui, étaient assez ignorants en agriculture. Peut-on admettre, quand on sait combien la race indigène est paresseuse et intraitable, que ces immigrants se bornassent simplement à la diriger? L'auteur, il est vrai, sauf ce qui regarde les Vandales, n'est pas très-explicite dans la détermination de la part qu'y prirent eux-mêmes tous ces Européens ; mais rien ne dit cependant que ceux-ci ne cultivèrent pas de leurs propres mains.

Et, d'ailleurs, à supposer encore que les Carthaginois et les Romains n'eussent pas cultivé par eux-mêmes, ce dont il est au moins permis de douter, était-ce une raison pour qu'ils ne le pussent pas sans succomber à ce travail ? De ce que, dans la plupart de nos colonies, dans les Antilles, par exemple, les nègres sont plus particulièrement et parfois même exclusivement employés à la culture, s'en suit-il l'inaptitude absolue de l'Européen à y vivre en cultivant ? Mais ce territoire (1) n'a-t-il pas été cultivé d'abord par les Européens qui, sous le nom d'*engagés*, partageaient les labeurs des naturels du pays réduits à la servitude ? Ces Européens n'ont-ils pas lutté contre un climat beaucoup moins salubre que ne l'ont rendu depuis les défrichements et le déboisement ? N'y a-t-on pas vu subsister, par leur travail, des familles du Nord ? Ne voit-on pas aujourd'hui, à Cuba et à Porto-Rico, une race de cultivateurs descendants des montagnards de la Galice et de la Biscaye, lorsqu'elle parvient à secouer son indolence, supporter ce climat aussi bien que la race tropicale ?

M. l'Escalier, ancien administrateur de St-Domingue, cite une colonie de 4,000 Allemands, fondée en 1764 par ses soins et par ceux du comte d'Estaing, à Bombarde, près du môle St-Nicolas. Les Européens cultivaient la terre de leurs propres mains et *prospéraient* à l'époque où les révolutions sont venues ensanglanter St-Domingue (Exposé des moyens de mettre la Guiane en valeur, par M. l'Escalier, 1791).

L'auteur anglais d'un ouvrage intitulé : De la politique de l'Angleterre dans ses rapports avec les colonies, dit : « *Ce n'est pas l'inaptitude des blancs* à travailler la terre, *c'est leur orgueil* qui leur fait employer les bras des nègres.

(1) Encyclop. nouv., par P. Leroux et J. Raynaud, art. Esclavage.

A la Barbade, un grand nombre de descendans des familles originaires, travaillent dans les champs, comme y travaillaient leurs aïeux, et ils paraissent plus forts et mieux portants que les autres..... C'est la facilité avec laquelle on se procurait des nègres, c'est aussi l'influence de l'exemple qui ont entretenu cette opinion que l'homme blanc ne peut supporter les fatigues de l'agriculture; *Ce préjugé est, dans les colonies, le principal obstacle à l'industrie des Européens.....* On dira peut-être que les blancs, qui y travaillent la terre, sont créoles et accoutumés au climat dès leur enfance; j'en conviens, mais à Surinam, on voit *plusieurs natifs de la Hollande et de l'Allemagne qui labourent leurs champs et qui conservent leur santé.* Enfin, je suis persuadé que, pourvu que le cultivateur Européen ne s'expose pas trop à la chaleur du jour, il n'a rien à craindre. Ce qui fait périr tant de soldats et de matelots, c'est l'intempérance; c'est aussi le passage subit du chaud au froid; ils travaillent et transpirent, ils boivent, s'enivrent, passent la nuit à l'air; le lendemain la fièvre les saisit et les emporte.» (The colonial policy of Great Britain, Philadelphie 1816).

A Porto-Rico, une énorme quantité de sucre est produite par des bras européens (Revue coloniale, septembre 1847, page 105).

M. Ramon de la Sagra semble croire qu'un jour *les blancs exploiteront à peu près seuls les parages des Antilles.*

Nous ne multiplierons pas davantage les citations; mais, on le voit, si en compulsant divers auteurs, on a réuni des faits qui semblent parler en faveur de l'inaptitude des Européens à s'acclimater comme colons agriculteurs dans les contrées chaudes et en particulier en Afrique, on voit, d'autre part, des hommes que leurs études spéciales ont familiarisés avec cette matière, avancer des faits contraires, et nous dire eux-mêmes pourquoi on n'en compte pas un plus grand nombre d'exemples.

Quant à ce qui est des conditions d'*altitude* et de *nationalité française*, évidemment, dans toutes les contrées chaudes cultivées par les Européens et que nous venons de citer, il n'est pas admissible que la culture n'y existe précisément que sur les montagnes; et si des agriculteurs allemands et hollandais prospèrent dans les Antilles, à plus forte raison des agriculteurs français prospéreront-ils en Algérie.

Après tout, est-il bien absolument indispensable en Algérie de commencer par cultiver les parties basses? Le pays, essentiellement montagneux, n'a-t-il pas assez de vastes plateaux, de riches versants, où l'altitude corrigera la latitude, pour que la production du sol ne soit pas insuffisante? S'il y a certains marais dont le desséchement présente peut-être de grandes difficultés, eh bien, qu'on les évite, qu'on s'en éloigne, et qu'on fasse, aux environs, tels travaux, des fossés, des plantations d'arbres, par exemple, qui amoindriront autant que possible l'action délétère de leur influence à distance. Et, puis, pourquoi repousser comme agens de colonisation les Espognols et les Mahonais? ce sont les meilleurs travailleurs de l'Algérie. La République américaine en est-elle moins vivace pour s'être recrutée de cinq ou six nationalités différentes? Les institutions politiques de notre pays ne sont-elles point assez fortes pour absorber les individualités des races étrangères; ne sont-elles pas assez libérales pour les rallier toutes à la nationalité française?

En résumé :

1° Il y a des preuves évidentes qu'avant les Français, des Européens ont habité l'Algérie comme agriculteurs.

2° Il est demontré que, dans les colonies, des Européens ont prospéré en cultivant le sol, aussi bien dans ses parties basses que sur les montagnes.

3° Puisqu'enfin des Allemands et des Hollandais ont cultivé avec succès le sol des régions tropicales, notamment celui des Antilles ; à *Fortiori*, les Français (à supposer qu'il faille absolument que ce soient eux qui cultivent), seront aptes à vivre en Algérie à l'état de colons agriculteurs.

Mais abandonnons, si on le veut, les preuves que nous venons d'énoncer, et interrogeons un ordre de faits bien plus positif, c'est-à-dire les documents statistiques.

CHAPITRE III.

PREUVES STATISTIQUES DE L'ACCLIMATEMENT DES EUROPÉENS ET SPÉCIALEMENT DES FRANÇAIS EN ALGÉRIE.

Mortalité dans ses rapports avec l'influence des marais, des défrichements et du climat.

MARAIS ET DÉFRICHEMENTS. Nul doute qu'on ne s'acclimate pas aux marais et qu'il ne faille des précautions hygiéniques souvent minutieuses, pour se préserver des miasmes qui s'exhalent d'une terre vierge qu'on remue. Comme l'Européen, l'Indigène exposé à leurs émanations, meurt de la fièvre ; et si, chez lui, à impaludation égale, l'affection est généralement moins grave et la mort moins fréquente, c'est que sa constitution physiologique est appropriée au climat, ou, en d'autres termes, c'est qu'il est *acclimaté*, tandis que l'Européen lutte à la fois et contre la fièvre, maladie réelle, et contre les modifications fonctionnelles qu'imprime à son organisme l'action du nouveau climat, modifications qui, selon nous, ne constituent une maladie qu'autant qu'interviennent, pendant qu'elles s'accomplissent, d'autres causes morbides. Or, en Afrique mieux qu'en France, les dessèchements exécutés jusqu'à ce jour, pour n'avoir pas dit encore leur dernier mot, ont cependant prouvé statistiquement leur influence heureuse sur l'état sanitaire des localités avoisinantes ; ainsi :

1° A *Bône*, la mortalité, par fièvre pernicieuse, a diminué des trois quarts depuis l'assainissement des environs de la ville, et en 1844 les naissances y surpassaient même les décès.

2° Le *Fondouck* lui-même, placé sous le vent régnant de la Métidja, a vu, par suite du desséchement de quelques marais de la plaine et de l'achèvement des terrassemens de son enceinte, sa mortalité diminuer ; elle était :

En 1845, de 144 décès sur 300 habitants, ou de 48 sur 100 ;

En 1846, de 24 décès sur 118 habitants, ou de 20,3 sur 100 ;

En 1847, de 26 décès sur 293 habitants, ou de 9 sur 100.

A *Bouffarick*, les résultats comparatifs des décès dans les deux populations fixe et flottante, en examinant les années 1842 et 1843, sont ainsi répartis :

En 1842 :

Population fixe......	535.	Population flottante....	300.
Décès : hom. et fem.	15.	hommes et femmes..	62.
enfants......	7.	enfants................	5.
Indigènes...	1.	Indigènes............	1.
Total...	23.		68.

En 1843 :

Population fixe.....	885.	Population flottante....	250.
Décès : hom. et fem.	7.	hommes et femmes..	21.
enfants......	6.	enfants..............	3.
Indigènes...	»	Indigènes............	»
	13.		24.

Le bénéfice de ce résultat comprend donc, non-seulement la population fixe de Bouffarick, mais encore un très-grand nombre de faucheurs (population flottante). Cependant ceux-ci, en 1843, n'étant plus forcés, comme en 1842, par la crainte de l'ennemi, de venir s'abriter dans la ville, passaient la nuit dehors, couchés sur le lieu même de leur travail, circonstance qui a dû augmenter et le chiffre de leurs malades et celui de leur mortalité. Mais c'est que pendant l'hiver de 1842 et au printemps de 1843, on avait fait à Bouffarick et dans les environs, des travaux de desséchement considérables. Ainsi 18,000 mètres de terres de remblai avaient servi à combler quelques marais situés dans l'intérieur même de la ville, à travers laquelle on avait creusé, en outre, quatre nouveaux fossés d'écoulement. Les anciens canaux engorgés de limon et de végétaux avaient été nettoyés, et un grand canal conduisait toutes les eaux stagnantes à l'Oued-Bouffarick.

Évidemment donc, dans les localités que nous venons de citer, la main de l'homme a détruit des causes très-graves de mortalité indépendantes du climat.

En 1844, la population civile, rassurée par le résultat sanitaire observé en 1843, va s'établir en grand nombre dans ce village. Aussi la population fixe y monte-t-elle à 1,370 habitans, au lieu de 885 qu'il y avait l'année précédente. En même temps la récolte des foins appelle dans la plaine une population plus nombreuse de faucheurs. Ces journaliers ne sont plus forcés, comme à l'époque de la guerre, de rentrer tous les soirs à Bouffarick, après leur travail. Ils n'y viennent plus que le dimanche, pour se distraire, ou bien toutes les fois que des fièvres contractées dans la plaine les forcent à entrer à l'hôpital. Or, cette population flottante n'a jamais pu être exactement recensée. Le Commissaire civil de Bouffarick l'a portée, pour l'année 1844, au chiffre approximatif ds 350 ou 450 individus. C'es elle qui, en 1844, fournit, comme avant, le plus de décès, puisqu'à elle seule, elle forme les 2/3 environ de la mortalité totale de Bouffarick. Par conséquent, au lieu d'imputer à cette localité une mortalité plus forte en 1844 qu'en 1843, il convient de distinguer la mortalité des habitants fixes de Bouffarick, qui, d'après l'approximation officielle, ne serait que de 30 sur 1,000, de celle de la population flottante, vivant nuit et jour au milieu des marais, et qui donne une mortalité beaucoup plus forte, mais dont la cause n'est point imputable au séjour de la ville elle-même.

C'est donc à tort qu'on a, encore ici, confondu des élémens dissemblables. Il fallait observer que, sur les registres de l'état-civil de Bouffarick, ont été à la fois inscrits et les décès de la population flottante qui vit dans la plaine, et ceux de la population fixe qui, vivant dans la ville, se trouve dans des conditions meilleures de salubrité.

Les statistiques mortuaires des villes de l'Algérie où existent de grands hôpitaux, doivent, en général, être, de la part de quiconque veut les consulter, l'objet d'une attention toute spéciale ; car la plupart des malades qui y succombent ont contracté, non pas dans la ville même, mais dans des endroits malsains et plus ou moins éloignés d'elle, les maladies dont ils y viennent mourir, et dans la production desquelles l'influence du lieu de décès n'a été bien souvent pour rien.

Défrichemens. Mais la cause marématique, cause passagère en définitive, n'est pas ici la seule. Chacun sait que la première mise en culture du sol, même sur une surface assez limitée, et que le simple remuement des terres, fût-ce même en dehors des lieux marécageux, déterminent encore des fièvres qui, par leur symptomatologie et leurs résultats ressemblent, quant au fonds, à ce qui s'observe dans les fièvres paludéennes. La chaleur n'a d'autre effet que de leur donner une forme plus alarmante. Sans aller chercher l'histoire des colonies américaines, bornons-nous à rappeler ce qui a été constaté en Afrique à l'origine de la création des villages dont le sol était exempt de marais. Ainsi à O.-Fayet, situé sur une hauteur, en dehors du voisinage des marais et à l'abri des vents régnants de la Métidja, nous observons, pendant les deux années 1844 et 1845, les faits qui suivent :

En 1844	Population	152	Décès	12	ou	7.9 pour 1,00.
En 1845	id.	302	id.	20	ou	6.6 pour 100.
En 1846	id.	242	id.	8	ou	3.3 pour 100.

On le voit, les deux premières années, employées au nivellement des terres dans l'Intérieur du village et au défrichement des concessions, donnent une mortalité beaucoup plus forte que la troisième (1846) où, déjà, le sol était en culture. Et cependant on sait que la température de l'été de 1846 a été excessive.

Le même fait s'observe à *St-Ferdinand,* village placé, comme Ouled-Fayet, en dehors des influences marécageuses. Ainsi :

En 1844	Population	97	Décès	5	ou	5.3 pour 100.
En 1845	id.	121	id.	14	ou	11.6 pour 100.
En 1846	id.	153	id.	1	ou	0.6 pour 100.

Ici donc, bien plus même qu'à Ouled-Fayet, l'influence du remuement des terres et ensuite celle de la culture sur le mouvement de la mortalité, parlent péremptoirement.

La ferme de *Staouéli*, de si triste mémoire, s'installe en 1843. Les Trappistes remuent le sol où doit s'asseoir leur établissement. Ils appellent à leur aide des ouvriers civils et militaires. Près de leur concession existe un ancien bassin converti en marais ; à peine se sont-ils mis à l'œuvre que déjà la mortalité décime toute cette population de travailleurs. Huit Trappistes meurent sur 38 ; 47 militaires succombent sur 150 ; les autres sont plus ou moins gravement malades. C'est parce qu'ils donnent à la culture en 1844 et 1845 une extension rapide qu'a lieu cette grande mortalité. Mais, en 1846, leurs premiers travaux sont terminés ; le sol devient riche et fécond, et la mortalité diminue comme par enchantement ; si bien que, pendant cette année-là, on n'a à déplorer la mort que d'un seul religieux. Laissons, du reste, parler M. le docteur Négrin, chargé, dans le courant de 1847, d'une inspection médicale des villages du sahel d'Alger.

« Ces moines laboureurs ont dû lutter, dès leur installation, contre des difficultés de tout genre ; braver les « maladies mortelles inhérentes à la mise en culture de « grandes portions de terre ; user leurs forces à des « travaux d'abord stériles. Mais ils sont parvenus maintenant à assainir et à fertiliser le sol qu'ils habitent. « C'est le plus bel exemple de l'assainissement du sol par « la culture. Aussi n'y a-t-il aujourd'hui que bien peu de « malades à Staouéli. Un seul moine est mort en 1846 ; « un autre dans les sept premiers mois de 1847 ; encore « celui-ci était-il arrivé valétudinaire et atteint d'hydro- « pisie. Ce ne sont donc que deux décès en 18 mois, sur « une population de 150 à 200 personnes. »

Staouéli confirme donc, après bien d'autres exemples que nous pourrions citer, deux faits importants, à savoir : 1° que la main de l'homme peut enlever à la fois deux grandes causes de mortalité en Afrique : le remuement d'un sol vierge et la présence d'un marais ; et : 2° que si la culture d'un tel sol a pour premier effet d'accroître momentanément la mortalité de ses habitants, il la réduit bientôt à des proportions d'autant plus promptement favorables que les résultats des travailleurs ont été plus rapides et plus satisfaisants. Notons en outre que pendant l'hiver les défrichements n'entraînent pas de maladies, et que les travaux d'été sont les seuls nuisibles à la santé.

Si, maintenant, nous voulons examiner la part que doit revendiquer le *climat*, pris en lui-même, dans la mortalité Européenne en Algérie, il faut éliminer les deux influences *marais* et *défrichements* dont nous venons de voir les effets, et choisir une localité aussi exempte que possible de ces influences. Celle qui se présente la première est Alger. Remarquons toutefois qu'Alger, bien qu'exempt de marais dans son voisinage, n'est pas partout assis sur la roche nue qu'on trouve dans l'ancienne ville. Les fortifications et l'érection d'une nouvelle cité dans le faubourg Bab-Azoun ont nécessité le remuement d'une énorme quantité de terre végétale qui a déterminé des fièvres très-tenaces, sinon très-graves ; il est bon de noter aussi qu'un grand nombre de faucheurs de la plaine viennent chaque année y encombrer les hôpitaux, et accroître par des décès, suite de fièvres pernicieuses, la mortalité normale de la ville. En prenant donc Alger pour type de l'influence exclusive du climat, notre choix n'est pas parfaitement bon : car pour avoir la mortalité due uniquement à cette cause, il faudrait défalquer de la mortalité génerale presque tous les décès de l'hôpital civil.

Climat. Alger, avec les restrictions posées plus haut, peut être pris parmi tous les centres de population de l'Algérie, comme type relatif d'une localité non marécageuse et non exposée à l'influence des défrichements. Voyons comment s'y comporte la mortalité.

Mais avant il est à propos de dire un mot sur la composition moyenne de la population européenne, en hommes, femmes et enfants, telle que les documens statistiques officiels et nos recherches particulières nous ont permis de l'établir, pour une période de 18 ans.

La moyenne de ces 18 années nous donne pour 1,000 habitants européens :

Hommes.	415.
Femmes	232
Enfants.	353.

D'où il résulte qu'il s'en faut de beaucoup que l'âge moyen, l'âge type de la population algérienne soit, comme on l'a avancé par hypothèse, de 20 à 50 ans, puisque plus d'un tiers se compose d'enfants. Il n'y a donc aucune espèce de comparaison à établir entre la mortalité algérienne, prise en masse, et celle d'une population âgée de 20 à 50 ans ; les termes sont complètement dissemblables.

Ceci répondant suffisamment aux arguments tirés de la mortalité d'une population adulte, exposons, d'après l'observation des faits et de la statistique, la marche de la mortalité suivant l'âge de chacun des trois éléments dont l'ensembleconstitue la population.

Afin de séparer autant que possible des catégories d'individus qui ne sauraient être confondus, dans l'appréciation de l'aptitude à supporter le climat d'Afrique, nous avons divisé la population d'Alger en population européenne et en population indigène, et celle-là en population civile (enfantine et adulte) et militaire.

POPULATION CIVILE EUROPÉENNE.

Enfants. La population enfantine d'Alger comprend des individus nés dans le pays ou *Créoles*, et des enfants émigrés d'Europe en Afrique avec leurs parents.

Examinons comment la mortalité s'est comportée dans chacune de ces deux catégories.

1° MORTALITÉ DES ENFANS CRÉOLES.

Il est né à Alger, de 1831 à 1847 inclus, 10,173 enfants ; la mortalité en a enlevé dans cette même période de temps 3,507. sans les morts-nés ; il reste donc, au bout de 17 ans, 6,666 enfants créoles ou 656 sur 1,000, c'est-à-dire les deux tiers. A Paris, en prenant les mêmes bases de calcul, il en reste les trois quarts (Annuaire du bureau des longitudes, 1844). Notons, afin de prévenir ici toute objection, que notre chiffre de 3,507 décès ne comprend que les enfants nés et morts à Alger. Nous avons dû, en effet, dans nos relevés, éléminer tous les décès d'enfants morts à Alger, mais nés en d'autres localités de l'Algérie, de manière à pouvoir comparer réellement le chiffre des naissances avec celui des décès. Sans cette précaution, il aurait pu se faire que le chiffre des décès d'enfants créoles surpassât celui des naissances ; car Alger, offrant plus que tout autre point de l'Afrique des circonstances médicales favorables à la guérison des enfans devenus malades au dehors, il arrive souvent qu'on y amène, pour se rétablir, des malades dont une partie y succombe et charge ainsi la mortalité de la ville de sujets qui n'y sont pas nés.

Voyons maintenant comment s'est comportée, depuis 17 ans, la mortalité chez ces mêmes enfants.

TABLEAU DE LA MORTALITÉ, PENDANT UNE PÉRIODE DE 17 ANS, DES ENFANS CRÉOLES ET IMMIGRÉS.

Années.	Population totale des enfants européens d'Alger.	Population d'enfants créoles au 31 décembre.	Mortalité des enfants créoles de 0 jour à 15 ans sans les morts-nés (1).	Rapport à 1,000.	Population des enfants immigrés au 31 décembre.	Mortalité des enfants immigrés.	Rapport à 1,000.	Observations.
1831	97	48	8	166 6	632	25	39 5	(1) Les morts-nés, pour la période de 17 ans, s'élèvent à 784.
1832	583	174	60	344 8	858	59	68 7	
1833	1,062	365	60	164 4	1,077	31	28 7	
1834	1,442	500	69	188 0	1,255	10	7 9	
1835	1,755	657	89	135 4	1,268	35	27 6	
1836	1,925	833	111	133 2	1,948	66	33 8	
1837	2,781	1,083	123	113 6	1,914	60	31 3	
1838	2,997	1,391	136	97 7	2,376	35	14 7	
1839	4,522	1,799	220	122 3	2,723	132	48 4	
1840	5,607	2,125	149	80 1	3,483	60	17 1	
1841	6,627	2,594	165	63 6	4,033	88	21 8	
1842	8,773	3,124	141	45 1	5,649	110	19 4	
1843	9,435	3,894	309	79 3	5,541	285	51 4	
1844	12,039	4,643	349	75 1	7,896	275	37 1	
1845	17,611	5,427	427	78 6	12,184	264	21 6	
1846	18,431	6,427	629	97 8	12,004	504	41 9	
Totaux	95,687	35,084	3,045		64,341	2,039		

Il résulte de ce tableau, en n'examinant, quant à présent, que la colonne relative aux créoles, que la mortalité, d'abord considérable et à peu près uniforme dans les premières années de l'occupation, où l'on travaillait peu à la colonisation, a constamment diminué depuis 1840, et qu'en moyenne générale, la mortalité annuelle des créoles de 0 jour à 15 ans est de 121 sur 1,000. Cette proportion ne s'applique point à tous les enfants d'âges différents ; la statistique nous a prouvé, en effet, que, sur 3,507 décès, la période de six mois à deux ans révolus compte, à elle seule, 1,539 décès, c'est-à-dire près de la moitié, et que la mortalité, passé cet âge, décroît dans une progression dont aucune ville de France n'offre d'exemples; ainsi, la période de la vie de 4 à 5 ans ne compte que 39 décès sur 3 ,507.

On ne peut donc point, raisonnant comme on l'a fait par analogie, arguer, pour Alger, de ce qui se passe en Égypte. Si, en effet, dans cette dernière contrée, la race européenne ne peut se perpétuer, il est évident qu'à Alger rien n'indique qu'il en soit de même, puisque le chiffre des décès, pour une période de 17 années, n'y forme que le tiers de celui des naissances.

Mais, poursuivant nos recherches, non plus seulement sur l'élément créole pris en lui-même, essayons d'établir l'influence de la nationalité des parents sur le chiffre proportionnel des décès de ces enfants divisés, selon leur origine, en français et étrangers.

Les matériaux que nous avons pu recueillir pour atteindre la solution de cette question toute neuve, se composent : 1° des renseignements pris sur les registres de l'état-civil de 1831 à 1842 inclus ; 2° de renseignements qui nous sont particuliers et qui comprennent l'année complète de 1843.

En ce qui concerne la première série de renseignements,

les registres de l'état-civil que nous avons dépouillés, ne marquant pas constamment la nationalité des parents, il nous a fallu prendre les indications telles que nous les y avons rencontrées. Or, le document que nous recherchions ne s'est trouvé indiqué que pour 784 enfants nés et décédés à Alger ; voici ce que nous avons obtenu, pour cette première série :

NATIONALITÉ DES PARENS DES ENFANS EUROPÉENS NÉS ET MORTS A ALGER DE 1831 A 1842 INCLUS.

PARENS					Inconnus.	Enfans naturels.
Français.			Étrangers.			
Zone sud.	Zone cent.	Zone n.	Région n.	Région s.		
5	1	38	17	519	123	181

Sans nous appesantir fortement sur ces résultats, qui, nous le savons bien, sont incomplets, puisque, dans cette période, nous n'avons de documents que sur 784 décès, alors qu'en réalité il y en a eu 1,331, nous devons cependant faire observer que si, sur ce chiffre pris au hasard, nous remarquons une mortalité aussi énorme pour la région sud, tandis qu'elle est faible pour la France, nous devons déjà être portés à admettre que la mortalité ne sévit pas plus particulièrement sur les enfants français d'origine que sur les enfants nés de parents étrangers. Par conséquent, cet argument, tel qu'il est, ne laisse pas d'avoir encore une certaine valeur, alors surtout qu'en dernière analyse, sur 1,000 naissances, on ne peut constater que 344 décès, ainsi qu'il a été démontré plus haut.

Le tableau suivant, qui résume l'année complète de 1843 et qui correspond à notre deuxième série de documents, va nous fournir une preuve plus concluante.

NATIONALITÉ DES PARENS D'ENFANS EUROPÉENS NÉS ET MORTS A ALGER EN 1843.

PARENS	
Français	Étrangers
136.	173.

Ici encore, nous le voyons, la mortalité n'est point au désavantage de l'élément français, et ce fait tire une nouvelle valeur de l'observation des mariages français et des mariages étrangers, dont les deux chiffres de 1837 à 1842, sont entre eux comme 383 est à 413.

2° MORTALITÉ DES ENFANS IMMIGRÉS.

On a dit, voulant légitimer l'hypothèse qui fixe à une moyenne de 20 à 50 ans l'âge de la population européenne de l'Algérie, que le gouvernement français refusait le passage aux enfans âgés de moins de 12 ans. Si cette défense était aussi absolue qu'on l'a cru; si même elle avait été observée selon les limites posées par l'arrêté ministériel qui la prescrit; si enfin la population immigrante ne se composait que de Français, cette assertion pourrait être vraie. Mais il est positif qu'un très-grand nombre d'enfans, même de nationalité française, viennent en Afrique avant l'âge de 12 ans; en outre, la moitié des Européens, c'est-à-dire les étrangers (Espagnols, Maltais, Italiens) qui, précisément, sont les plus chargés de famille, échappent à cette prescription. Pour donner la mesure de l'erreur commise en raisonnant d'après cette défense du gouvernement français, il nous suffira de dire que, sur 2,039 enfans européens, décédés à Alger depuis l'occupation, 1,845, c'est-à-dire près des 6/7 sont morts avant l'âge de 12 ans. Est-il donc dès-lors permis de comparer, comme on l'a fait, la mortalité de la population européenne de l'Algérie avec celle qui a lieu, en France, entre 20 et 50 ans ?

Si nous nous reportons à notre tableau (page 26) de la *population enfantine* et des décès d'enfants créoles et immigrés, nous voyons, qu'en ce qui concerne la mortalité de ces derniers, la proportion moyenne, pendant ces 17 années, a été de 32 sur 1,000.

Nous étions loin de nous attendre à un semblable résultat, après tout ce qu'on avait écrit sur la mortalité des enfans dans le nord de l'Afrique ; et ce fait va tirer une valeur plus grande encore de l'examen du tableau suivant qui indique la mortalité, par âges, des enfants immigrés pendant la période de 1831 à 1846 inclus, c'est-à-dire pendant 16 ans.

De 0 jour à 6 mois...	43	décès.
De 6 mois à 1 an.....	196	id.
De 1 an à 2.......	433	id.
De 2 ans à 3.......	294	id.
De 3 ans à 4.......	176	id.
De 4 ans à 5.......	143	id.
De 5 ans à 6.......	108	id.
De 6 ans à 7.......	123	id.
De 7 ans à 8.......	93	id.
De 8 ans à 9.......	62	id.
De 9 ans à 10.......	69	id.
De 10 ans à 11.......	54	id.
De 11 ans à 12.......	51	id.
De 12 ans à 13.......	52	id.
De 13 ans à 14.......	49	id.
De 14 ans à 15 inclus.	93	id. âge où ils commencent à travailler avec leurs pères dans la plaine.
Total.	2,039.	

Nous voyons, en effet, que, sur notre chiffre total de décès d'enfans immigrés, la période d'âge de 6 mois à

2 ans révolus en enlève 629, c'est-à-dire plus d'un quart, et que, par conséquent, si nous défalquions, de la mortalité générale de cette classe d'individus, les décès de 6 mois à 2 ans, notre proportion de 32 sur 1,000 tomberait immédiatement à 24, proportion qui serait loin de prouver contre l'influence, considérée comme si désastreuse, du séjour de l'Afrique sur les Européens.

Mais insistons encore ici sur ce que nous avons dit à propos de la mortalité enfantine de l'Algérie, et faisons bien remarquer que le chiffre en est assez importante pour que, dans des appréciations statistiques, cet élément de population soit pris desormais en très-sérieuse considération. En effet, puisque les décès d'enfants vont jusqu'à excéder ceux des adultes, ne pas y avoir égard, c'est reporter sur cette dernière classe une mortalité qui ne lui appartient pas et qui devient effrayante, lorsque, manquant de base, l'esprit, avide de connaître, se laisse aussi égarer par des hypothèses hasardées.

Quoiqu'il en soit, on voit, d'après notre tableau des décès d'enfans immigrés, que cette proportion de 32 sur 1000 pendant 17 ans, est sujette, d'une année à l'autre, à des oscillations souvent fort étendues. Ainsi, comme on peut le remarquer, alors que les années 1834, 1838, 1840, 1841, 1842, 1845, donnent 8, 14, 17, 22, 19, 21 décès sur 1000 individus, on voit, au contraire, les années 1832, 1839, 1843 et 1846, doublant presque cette mortalité proportionnelle, fournir les chiffres 68, 48, 51 et 41 décès. Évidemment un tel résultat démontre, indépendamment du climat, l'intervention accidentelle de causes de mortalité qui sont très-distinctes de celui-ci et qu'il serait irrationel de lui imputer. Or, voici un très-faible aperçu de ces causes:

En 1832 et 1839 le chiffre énorme de 48 décès s'explique par la rentrée à Alger des familles de colons chassées de la plaine par l'irruption subite des Arabes. En 1843 le chiffre 51 s'explique une épidémie de variole qui sévit sur les enfans des pauvres, nombreux en Afrique, et qui négligent le plus, comme on sait, les vaccinations et les soins de l'hygiène domestique. Cela est si vrai qu'en 1846, le sixième des décès Européens de tout âge, a été produit par la variole, affection qui, sur 2109 décès, en absorbait 332. A ce propos, qu'on nous permette, en passant, de faire remarquer qu'avant de comparer les statistiques obituaires de l'Algérie avec celles de la France, il faut avoir égard à ce que, dans la premièrede ces contrées il existe des maladies épidémiques spéciales (variole, fièvres eudémiques qui s'aggravent encore par la nature même et la composition des populations immigrantes, et qui viennent accidentellement grossir la mortalité, et la porter à un chiffre qu'elle n'atteint jamais dans les contrées protégées par un régime sanitaire normal.

INFLUENCE DE LA ZONE DE PROVENANCE SUR LA MORTALITÉ DES ENFANS IMMIGRÉS.

Comme nous l'avons fait pour les créoles, examinons l'influence du lieu de provenance sur la mortalité des enfans immigrés en Algérie. Ici encore nous avons deux séries de renseignemens : la première comprend le relevé, d'après les registres de l'état civil, et par nation, de la mortalité de cette classe d'enfans, depuis 1831 jusqu'à 1842 inclus ; malheureusement, elle n'est pas complète et elle ne fournit de renseignements que sur 650 enfants :

ENFANS.		
Français.	Étrangers.	
	zône sud.	zône nord.
297	309	44

La seconde série est complète. Elle comprend la mortalité des enfants immigrés pour 1844 et 1845. Nous trouvons :

1844 : Français, 104. — Étrangers, 101.
1845 : id. 89. — id. 109.

Or, les années 1843, 1844 et 1845, ont été remarquables, par les arrivées nombreuses de familles françaises en Algérie, arrivées qui firent monter le chiffre de la population française d'Alger, de 12,287 qu'elle était, à 20,943, alors que la population étrangère ne s'éleva dans la même période que de 14,467 à 21,692.

Du rapprochement de ces deux tableaux, il résulte clairement que, dans les années antérieures à 1843, alors que la population étrangère excédait la population française, la mortalité a été à peu près proportionnelle au chiffre des deux élémens de population ; et qu'en 1844 et 1845, années pendant lesquelles l'immigration des enfans français a de beaucoup surpassé celle des enfans étrangers, la mortalité cependant n'a pas frappé plus fortement sur l'élément français.

Quoiqu'il en soit, ces renseignements sont loin de prouver que l'émigration d'Europe en Afrique expose la population enfantine à une mortalité excessive, exceptionnelle. Ils ne prouvent pas non plus que les enfans venus de France à Alger y courent des chances plus fâcheuses que les enfans étrangers. Et ces résultats sont d'autant plus dignes d'attention que, évidemment, les conditions matérielles au sein desquelles vivent, à Alger, ces enfants, sont en général loin d'être aussi satisfaisantes que celles dont, malgré leur misère, ils jouissaient en Europe.

MORTALITÉ PARMI LES ADULTES.

Passons maintenant en revue les faits statistiques relatifs à la mortalité civile adulte, en considérant celle-ci successivement dans les deux sexes.

Le total des décès d'adultes des deux sexes enregistrés à l'état-civil d'Alger depuis le 1er janvier 1831 jusqu'au 31 décembre 1846, c'est-à-dire depuis 16 ans, donne le chiffre 6252 ainsi divisé :

Hommes : 4,536.
Femmes : 1,716.

Si nous additionnons, pour la classe civile, le chiffre des hommes et des femmes existans au 31 décembre de chaque année depuis 1831 jusqu'à 1846, et que nous le divisions par 16, nous aurons une moyenne fictive représentant la population au 31 décembre de chacune de ces années ; puis si nous divisons cette moyenne par le seizième du chiffre des décès d'adultes pour chaque sexe, nous aurons, en le rapportant à mille, le rapport proportionnel de la mortalité adulte à la population du même âge.

Or, le calcul nous donne 7,669 hommes, comme moyenne annuelle de cette population masculine ; et 4,081 comme moyenne de la population féminine. Le rapport proportionnel des mortalités féminine et masculine à ces deux moyennes est donc :

Mortalité masculine : 37.0 sur 1,000
Mortalité féminine : 26.2 sur 1,000
Moyenne générale : 31.6 sur 1,000

On le voit, la mortalité de la population adulte, c'est-à-dire, âgée de 20 à 50 ans, n'est point, ainsi qu'on l'a cru, de 42 sur 1,000. Or, encore une fois, il est incontestable qu'à Alger, c'est-à-dire dans l'une des localités de l'Algérie qui est la moins exposée aux influences marécageuses, une assez forte portion de la mortalité pèse sur des hommes qui, quoiqu'habitans de la ville, ont contracté dans les plaines insalubres où ils vont travailler, la maladie dont ils viennent mourir à l'hôpital civil, maladie qui souvent consiste en des fièvres intermittentes plus ou moins graves. Ainsi, sur la population totale d'Alger sont décédés par suite de ces fièvres :

A l'hôpital civil, de 1837 à 1847 inclus, 966 individus ;
A domicile, de 1837 à 1847 inclus, 354 id.

En indiquant la moyenne de mortalité de la population adulte masculine d'Alger, nous devons ajouter qu'il résulte de la statistique officielle, qu'en moyenne, depuis la conquête, les divers élémens de la population française et étrangère de cette ville, sont égaux pour chacune des années. Car si, dans les premiers temps de l'occupation, la population étrangère s'est montrée prédominante, à partir de 1842, elle a été de beaucoup dépassée par la population française. Remarquons en outre, que les étrangers s'exposent généralement peu aux influences de la plaine, et que, par conséquent, un très-petit nombre d'entre eux vient charger les décès qui ont lieu en ville par suite de maladies contractées au dehors. Ces observations nous dispenseront d'insister sur la proportionnalité des décès d'adultes suivant les nationalités.

MORTALITÉ DE LA POPULATION INDIGÈNE.

Nous ne tenterons point de combattre les argumens tirés de la comparaison qu'on a faite de la mortalité des Musulmans avec celle des Européens. En effet, le chiffre de la population

6° *S'abstenir de toute provocation à l'émigration de France en Algérie, et exiger que les individus manifestant le désir d'aller s'y établir, prennent connaissance de tous les documens officiels capables de les fixer au sujet de la salubrité relative des diverses localités.*

Cette mesure serait certainement fort morale, mais nous la croyons complètement impraticable. D'abord, nous savons qu'en France on est généralement très-disposé à juger l'Afrique plus insalubre qu'elle ne l'est en réalité. Par conséquent, quiconque se décide à venir s'y établir, est déjà plus qu'édifié sur les chances auxquelles il s'expose. D'ailleurs nous sommes convaincus que s'il était possible de soumettre à chaque individu, désireux de se fixer en Afrique, la topographie exacte des diverses localités du pays, avec la statistique obituaire de celles-ci, ce serait une provocation manifeste à l'émigration ; car, à côté du péril attaché au défrichement des terres qu'il pourrait obtenir du gouvernement, il verrait que telle localité qui, il y a 2 ans, donnait 38 décès sur 200 individus, n'en donne déjà plus que 1 sur 50 ; et que, là, on vit largement des produits d'une bonne terre en pleine culture. Et ces exemples ne sont pas rares.

Après tout, la France veut-elle fonder une colonie? Et quand on compare nos pertes en Algérie avec celles qui ont eu lieu en Amérique avant que cette république n'en vînt à ce degré de splendeur qui fait aujourd'hui l'admiration du monde, y a-t-il tant lieu de se récrier ? Parmi des milliers de malheureux qui, en France, seraient morts de misère et de froid, combien ont trouvé, en Afrique, pour eux et leurs enfants, dans le produit d'un travail mieux rétribué, du pain, un abri et des vêtemens. Et qu'on le croie bien, si la première culture du sol d'Afrique a pu souvent lever sur d'honnêtes familles de cruels tributs, bien souvent aussi l'inconduite, l'imprévoyance et les excès, surtout

CHAPITRE IV.

MORTALITÉ DANS L'ARMÉE.

La mortalité militaire ne saurait non plus être considérée en masse, et toutes les recherches dont on voudra la rendre l'objet ne donneront de résultats vrais et rationnels qu'autant qu'on se placera, comme nous l'avons fait déjà pour la population civile, au point de vue de la distinction des causes qui l'auront produite, c'est-à-dire qu'autant qu'on fera la part des effets du sol palustre ou fraîchement défriché, et la part du climat, causes auxquelles doivent, pour l'armée, s'en ajouter beaucoup d'autres encore, telles que les fatigues, les privations, les vicissitudes atmosphériques, etc., inséparables de la guerre.

Essayons donc, en passant en revue la mortalité militaire de 1840 à 1847 inclus, de voir quel a été, pendant ces 8 années, le rôle de chacune de ces influences, et, à cet effet, prenons pour base les résultats numériques consignés dans le tableau suivant que nous devons à l'obligeance de M. Coytier, officier comptable des hôpitaux militaires et chargé de la centralisation. Il ne concerne que la division d'Alger.

Années.	Effectif des troupes de la division, chiffres supputés par approximation.	Par homme de l'effectif, moyenne du séjour à l'hôpital, jours.	Par 1,000 hommes, de l'effectif dans la province d'Alger, nombre de décès.	Pour 1,000 hommes de l'effectif de l'armée en France, nombre de décès.
1840	34,000	39	170	
1841	37,000	34	102	
1842	38,000	27	68	24 6
1843	40,000	22	44	20 4
1844	43,000	19	31	15 6
1845	44,000	19	32	14 6
1846	47,000	19	41	17 6
1847	47,000	16	21	

Moniteur de l'Armée, août 1847.

Moyenne 18.6.

En 1840, la guerre atteint son *summum* d'activité, 30,000 hommes environ de troupes nouvelles viennent renforcer l'armée, et font partie des nombreuses colonnes expéditionnaires qui parcourent tout le pays, à travers des montagnes et des vallées souvent marécageuses et incultes. Ils couchent pendant plusieurs mois au bivouac, où ils sont exposés aux alternatives du froid et du chaud ; ils n'ont très-souvent que de mauvaise eau qu'ils boivent avidement ; ils alternent entre des jours de privation, suivis, s'il se fait une razzia, d'excès et d'intempérance ; ils font des marches forcées, etc., etc. Le résultat de cet ensemble de circonstances s'exprime par. . . . 170 décès sur 1,000 hommes.

En 1841, les hostilités n'ont pas encore cessé, mais les fatigues sont généralement moindres que l'année précédente ; d'ailleurs l'armée est plus aguerrie, et puis, la mort a fait, l'année d'avant, son triage d'individus incapables de résister à la première action des causes morbifères ;

La mortalité tombe alors à. . . . 102 décès sur 1,000.

En 1842, 1843, 1844 et 1845 la guerre s'éloigne de la province d'Alger, et, en même temps, la mortalité diminue dans la division. De 102 sur 1,000 qu'avait été le chiffre des décès, celui-ci tombe, en 1842, à 68 ; puis, les années suivantes, de 68 à 44 ; puis enfin de 44 à 31 et à 32 sur 1,000.

En 1846, le rétablissement du calme dans le pays promettait la continuation du progrès sanitaire. Mais les bras de l'armée sont employés au défrichement du sol, et la chaleur de l'été est tout-à-fait exceptionnelle ; de là l'accroissement de la mortalité qui, de 32 sur 1,000 qu'en était le chiffre l'année précédente, remonte en 1846 à 41 sur 1,000.

Enfin, en 1847, plus de défrichements par l'armée, très-peu d'expéditions, température de l'été modérée, repos dans les garnisons, qui, toutes, cependant ne sont pas encore exemptes d'insalubrité ; casernements de mieux en mieux organisés : mortalité . . . . 21 sur 1,000

On voit donc qu'en 8 ans, le progrès obtenu dans la mortalité militaire de la province d'Alger se trouve exprimé par la différence de 170 à 21 sur mille, c'est-à-dire *qu'il y a eu* 8 *fois moins de décès dans la dernière de ces* 8 *années que dans la première.*

A mesure que s'éloignent les causes morbifiques étrangères au climat, on voit décroître la mortalité, et, bien que ces causes n'aient pas complètement disparu, la proportionnalité des décès militaires d'Afrique ne diffère pas considérablement de la mortalité des troupes en Europe.

On sait en effet qu'en Angleterre, où les troupes passent pour jouir de plus de bien-être que dans aucune autre contrée d'Europe, la mortalité militaire s'élève à 14 ou 15 décès sur 1,000 individus.

Si nous comparons cette mortalité de 21 sur 1,000 en 1847 pour la province d'Alger avec la mortalité des Anglais dans leurs colonies, déjà plus ou moins anciennes, nous trouvons :

Au Canada	20 décès sur 1000. h.		A Bombay	55 décès sur 1000. h.	
A Gibraltar	22	id.	A Ceylan	57	id.
Aux Iles Ioniennes	28	id.	Au Bengale	63	id.
Id. Bermudes	32	id.	A la Jamaïque	143	id.
A Ste-Hélène	35	id.	A Bahama	200	id.
A Madras	52	id.	A Sierra-Léone	480	id. (Stat. ab.)

D'ailleurs la moyenne des décès de l'armée en France, cette moyenne étant de 18,6 sur 1,000, la différence en plus pour l'Algérie n'excède que de 2, 4 celle-ci, malgré les conditions hygiéniques évidemment beaucoup moins avantageuses dans lesquelles le soldat vit encore en Afrique.

Enfin ce chiffre 21 étant mis en rapport avec celui de la mortalité proportionnelle de l'armée française dans les colonies, on trouve que nos autres possessions sont loin d'égaler, malgré le long temps depuis lequel on les occupe, les résultats obtenus en Algérie dont la conquête est récente. Le tableau suivant en donnera une idée :

Sénégal	123, 8 décès sur 1000 h.	Guiane	32, 3 décès sur 1000 h.
Guadeloupe	101, 3 id.		
Martinique	102, 8 id.	Bourbon	25, 6 id.

Mais, objectera-t-on, la province d'Alger est, de toutes, la plus salubre, et les résultats statistiques avantageux qu'elle présente peuvent être profondément modifiés par ce qui s'observe dans les deux autres divisions. Or, voici la proportion de mortalité des trois provinces réunies :

En 1841	Mortalité	1 sur 9, 26	Entrans aux hôpitaux.
1842	id.	1 sur 12, 65	id.
1843	id.	1 sur 13, 48	id.
1844	id.	1 sur 18, 52	id.
1845	id.	1 sur 20, 00	id.
1846	id.	1 sur 16, 00	id.
1847	id.	1 sur 23, 03	id.

Par conséquent, ici encore, conclusion analogue ; c'est-à-dire amélioration généralement croissante de la santé de l'armée. Seulement, en agissant sur les trois provinces, ce progrès n'est, entre 1841 et 1847, que de moitié, alors que, pour celle d'Alger, il a été des quatre cinquièmes.

La constatation de cette différence est d'ailleurs bonne à noter ici, car il en ressort un utile enseignement. En effet, si on considère que cette différence provient de la mortalité plus forte de la province d'Oran, où le soldat a toujours été soumis à plus de fatigues que dans celle d'Alger, et où il a généralement éprouvé plus de privations ; si, en outre, on fait attention que la colonisation y a fait aussi bien moins de progrès, on comprendra que le poids de la mortalité particulière de cette province, dans la balance générale des décès militaires, ait ainsi changé une proportion extraite de documens exclusivement puisés dans la province d'Alger.

Tout cela prouve une chose, c'est que, aussi bien dans l'espace que dans le temps, la décroissance de la mortalité suit la marche progressive de la colonisation, et qu'à mesure que l'Algérie fait une conquête dans la voie des améliorations, à mesure qu'elle se rapproche des conditions normales propres à l'Europe, elle remporte en même temps des conquêtes sur la mort, qui, dès lors, moins prodigue de victimes, ne sévit plus que dans des proportions peu différentes de celles qui s'observent dans cette dernière contrée.

Une circonstance qui, pendant longtemps, a pu altérer la vérité du chiffre de la proportionnalité des décès militaires à l'effectif de l'armée, c'est l'usage libéral qu'on a fait, à une certaine époque, de l'évacuation sur France des hommes dont les maladies d'Afrique avaient affaibli la constitution, au point de faire craindre que leur guérison n'y devînt impossible, ou au moins douteuse et très-lente. Or, ce n'est pas à une cause de cette nature qu'on serait fondé d'attribuer la diminution que nous venons de faire ressortir des chiffres ; en effet, de 1840 à 1847 inclus, la province d'Alger a dirigé sur France :

En 1840	—	4885	militaires malades.
1841	—	4805	id.
1842	—	2573	id.
1843	—	967	id.
1844	—	550	id.
1845	—	255	id.
1846	—	306	id.
1847	—	51	id.

Par conséquent, en huit ans, les évacuations sur France sont tombées de près de 5,000 à 51 ! Ce rapprochement fait encore ressortir l'importance, en même temps que la réalité positive des résultats avantageux obtenus.

Ce n'est pas tout encore. Si, de la réduction croissante du temps moyen de séjour à l'hôpital, il est permis de conclure à une diminution corrélative dans l'intensité des maladies, les chiffres conduisent encore à la démonstration de ce progrès. Ainsi, de 1840 à 1847, nous l'avons vu plus haut, les moyennes du séjour à l'hôpital, dans la division d'Alger, ont suivi la progression suivante :

En 1840	—	39	journées.
1841	—	34	id.
1842	—	27	id.
1843	—	22	id.
1844	—	19	id.
1845	—	19	id.
1846	—	19	id.
1847	—	10	id. (p. les 11 1ers mois).

Si donc, à mesure que se sont amendées les causes léthifères étrangères au climat, (la guerre, les fatigues, les privations, les excès, les défrichemens et l'influence palustre, etc., etc.,) la mortalité militaire a diminué sensiblement dans toute l'Algérie, et bien plus sensiblement encore dans la division d'Alger, alors qu'en même temps diminuaient et les évacuations sur France, aujourd'hui réduites presque à zéro, et aussi la durée moyenne du séjour à l'hôpital, il ne saurait rester l'ombre d'un doute sur ces trois faits, savoir :

1° Que la plus grande partie des décès attribués au climat d'Afrique appartient à des causes qui lui sont étrangères ;

2° Que les adversaires de l'acclimatement, trompés par de fausses apparences, et confondant des éléments qu'il fallait séparer, ont déduit, de documens incomplets et faussement interprétés, une conclusion au moins très-prématurée ;

3° Qu'au contraire, si, d'une part, on s'en rapporte à la marche rapidement décroissante de la mortalité, depuis 17 ans, aussi bien parmi les Européens civils que dans l'armée ; si d'autre part on considère que, devant les premiers travaux de colonisation (dessèchemens et défrichemens), devant la cessation des hostilités, et en présence du bien-être que la paix a permis de procurer aux troupes, le chiffre proportionnel des décès militaires en est venu à ne pas excéder de beaucoup celui qui s'observe en France, évidemment, on est forcé de conclure à l'aptitude de l'Européen à s'acclimater dans le nord de l'Afrique.

CONCLUSION.

L'importance des faits que nous venons d'exposer, contradictoirement à la thèse du non-acclimatement, ne saurait, ce nous semble, être douteuse pour personne.

Nous avons prouvé que, si on s'appuie sur les témoignages historiques, il y a autant de raisons de conclure pour que contre l'aptitude des Européens à fonder des colonies agricoles dans les contrées chaudes.

Aux appréciations inexactes déduites de l'examen d'une mortalité dont on n'avait point analysé les causes et qu'on n'avait étudiée qu'en bloc, nous avons opposé des documens d'où il résulte que, par suite de l'éloignement ou de l'atténuation déjà obtenue de celles de ces causes qui sont amovibles (marais, défrichemens), il y a eu, à la fois, réduction, pour tous les Européens, du chiffre des décès, et diminution de la gravité des maladies, double fait attesté (du moins pour l'armée) par la durée décroissante de la moyenne du séjour des malades dans les hôpitaux, et par le nombre, devenu beaucoup moindre, des convalescens évacués sur France.

Puis nous avons prouvé que la cause contre laquelle l'industrie humaine peut le moins réagir, le climat, est loin de produire la désastreuse mortalité dont on l'avait accusée.

Enfin, tout compte fait, et sans qu'à beaucoup près les travaux d'assainissement dont l'Algérie est susceptible, soient encore terminés, la statistique a prouvé : 1° en ce qui concerne la population civile, qu'à la suite des dessèchemens de marais, et après les premiers travaux de mise en culture, la mortalité a constamment diminué en raison des résultats obtenus ; 2°, en ce qui regarde l'armée en repos dans les localités les moins soumises aux influences marécageuses, il a été constaté que les décès n'ont que faiblement excédé ceux de France, et qu'ils se sont montrés sensiblement inférieurs à ceux des troupes françaises et anglaises des colonies les plus anciennes.

D'où nous devons conclure à la possibité d'une colonisation européenne ou française en Algérie, mais aussi à la nécessité d'y pousser activement les travaux de dessèchement et de culture.

Telle n'est pas, cependant, l'opinion de plusieurs personnes.

Ainsi, M. le docteur Boudin, après s'être efforcé de prouver l'impossibilité de l'acclimatement, mais comprenant pourtant que la question telle qu'il l'envisage, réclame de nouvelles recherches avant d'être définitivement tranchée, propose les mesures suivantes :

1° *Suspendre, sans délai, toute entreprise capable d'engager l'avenir.*

Il nous semble qu'assez de faits démontrent actuellement l'aptitude de l'Européen à s'acclimater, à coloniser l'Algérie et à y cultiver le sol. On ne doit donc pas, par l'effet d'un délai tel que le propose notre confrère, se hasarder à compromettre le fruit des sacrifices faits par la Mère-Patrie. L'arrêt même momentané de l'impulsion colonisatrice, nous exposerait à perdre le bénéfice des dessèchemens et des cultures déjà commencés, et à ruiner, au nom de craintes exagérées, une colonie naissante où la France possède un milliard et demi, sans compter la fortune et l'existence engagées de quarante mille français.

2° *Abréger le plus possible la durée du séjour des divers corps en Algérie.*

3° *Établir les troupes autant que les circonstances politiques le permettent, sur les points les plus élevés.*

4° *Renouveler souvent les garnisons des localités les plus insalubres* (1).

Voici un document qui permet d'entrevoir quelles seraient les conséquences probables de la première de ces mesures.

Depuis le 1er janvier 1842 jusqu'au 31 décembre 1846, le nombre des décès à l'hôpital du Dey a été de 2,676. Sur ce nombre, il ne nous a été donné de connaître la durée de séjour

(1) Voir les divers mémoires publiés sur ce sujet par cet habile praticien dans les Annales d'hygiène, tomes 37 et 39 ; et dans la gazette médicale.

Voir aussi la réfutation remarquable que lui a opposée M. le docteur Félix Jacquot. Gazette médicale.

en Afrique que chez 1220 individus. Or, ceux-ci sont ainsi répartis :

1° Morts dans la première année : 647 hommes, après une moyenne de séjour de 5 mois et 10 jours ;

2° Morts dans la deuxième année : 326 hommes, après une moyenne de séjour de 1 an 7 mois et 10 jours ;

3° Morts après la troisième année : 247 hommes, après une moyenne de séjour de 3 ans, 7 mois 22 jours.

Ce qui revient à dire que sur 1220 militaires décédés dans cet hôpital, et pris au hazard, les trois quarts n'ont pas dépassé 17 mois de séjour en Algérie.

Évidemment si, autant que dans le principe, et malgré tous les travaux exécutés, le pays était toujours travaillé par ces effluves marécageuses auxquelles on ne s'habitue que d'une façon très relative ; et si cette cause était reconnue être indélébile, nous serions d'avis qu'on y renouvelât souvent les troupes. Mais lorsqu'on voit l'influence de *l'arrivée récente*, à laquelle s'ajoutent les fatigues de la guerre, s'exprimer par la proportion énorme de décès que nous venons de fournir, il convient, ce nous semble, de ne pas trop souvent répéter les immigrations. La durée moyenne d'un congé nous paraît le temps qu'il convient, en général, de laisser le soldat séjourner en Algérie. C'est du reste à peu près ce qui s'est fait jusqu'à ce jour.

La troisième mesure proposée par M. Boudin, est mise en pratique depuis longtemps. Quant à la quatrième, elle l'est également quand les circonstances le permettent.

5° *Faire cesser la mesure inique qui fait peser sur l'armée les fatigues et les dangers des défrichemens des terres destinées à de prétendus colons français ou étrangers.*

Question sur laquelle il n'appartient qu'au Gouvernement de prononcer. Nous devons dire cependant que les travaux de défrichement faits par l'armée ont ordinairement cessé avant la saison des fièvres.

des Musulmans, même dans la ville d'Alger, est très-mal connu. Quels qu'aient été les efforts de l'Administration pour en effectuer le dénombrement exact, jamais il n'a été possible de vaincre la résistance que leur préjugé religieux oppose à cette opération. Il est avéré, d'une autre part, que les Musulmans cachent la plupart de leurs naissances et surtout celles des filles. Les idées françaises sur l'esclavage les ont aussi déterminés à dissimuler le nombre réel de leurs esclaves, et les naissances de cette partie de leur population. Il n'existe donc aucun document qui permette d'établir le rapport de la mortalité à la population de cette nation, ni, par conséquent, qui puisse légitimer les résultats de la comparaison de leur mortalité avec la nôtre.

Les Israélites, au contraire, déclarent assez exactement leurs naissances et leurs décès ; leur recensement n'a point éprouvé les résistances que nous venons de signaler. Chez eux, dès-lors, il est possible d'établir le rapport de la mortalité à la population. Il n'y a donc que cette classe seule qui puisse un peu servir de base à des recherches comparatives.

Dans une période de dix années, c'est-à-dire de 1838 à 1847, sur une population dont le chiffre annuel additionné donne 62,662, il y a eu 1,694 décès israélites. C'est donc une moyenne de population de 6,266 individus, qui a fourni 169.4 décès. Le rapport est de 27.3 sur 1,000.

Nous ferons observer que, pour obtenir le chiffre exact de la population juive, dont le recensement n'a pas été fait depuis 1838, et qui n'émigre pas d'Alger, comme fait la race musulmane, pas plus qu'elle ne se recrute d'immigrations nouvelles, nous avons opéré, pour chacune des années suivantes, en ajoutant aux 6,065 habitants comptés en 1838, l'excédant de leurs naissances sur leurs décès.

dans la population flottante, ont causé ici des catastrophes qui peut-être n'eussent que plus douloureusement éclaté ailleurs.

8° *Établir d'une manière rigoureuse les pertes éprouvées par les divers corps dans chaque période de 365 jours après leur débarquement en Algérie, pertes représentées par les décès, les réformes, les retraites, les admissions aux hôpitaux et aux infirmeries régimentaires, par les évacuations sur France et les envois en convalescence. Faire cette opération pour l'Algérie en général, et,* AUTANT QUE POSSIBLE, *pour chacune des localités successivement occupées en particulier.*

A supposer, ce dont il est permis de douter, qu'on pût vaincre les difficultés d'exécution d'un tel travail, nous pensons que les résultats tirés de ce document seraient peu concluants. En effet, l'armée, et chaque régiment en particulier, sont soumis ici à des conditions si mobiles, si variables, qu'il serait impossible de déduire de ces relevés autre chose que des résultats complexes c'est-à-dire sans valeur.

9° *Établir une statistique par localité, et par nationalité, de la population annuelle moyenne et des pertes éprouvées par maladies, décès, départ pour cause de maladies; dans l'appréciation de ces pertes, tenir un compte exact de la nature des maladies et de l'ancienneté de séjour des individus en Algérie.*

10° *Établir une statistique exacte et sévérement controlée par localité et par nationalité de toutes les naissances, y compris celles des enfants morts-nés, et relever d'une manière rigoureuse, les décès et les départs des enfants, par âge et par sexe.*

Tout ce qu'il est matériellement possible d'obtenir des documens réclamés ici pour l'élucidation de la question, nous le possédons, au moins pour la plus grande partie de la province d'Alger. Et c'est parce que nous avons réuni les éléments nécessaires à cette solution, que nous avons pris la parole sur un sujet qui intéresse si vivement l'Afrique Française.

Mais est-ce à dire que l'Algérie, colonisée d'hier, soit un pays parfaitement sain; que rien n'y soit plus à désirer, et qu'il y règne, pour l'Européen, ou plutôt pour le Français, autant de chances de vie que dans son pays natal, sous le meilleur des climats du monde et dans la contrée la plus civilisée de la terre. Telle n'est certainement pas notre pensée. Si, comparée à ce qu'elle était il y a dix-huit ans, l'Algérie s'est beaucoup assainie, il lui reste certainement à s'assainir encore. Ce qu'elle a obtenu des travaux accomplis depuis peu d'années, donne la mesure de ce que produirait une marche plus rapide dans cette voie. Nous avons prouvé en effet que, par suite du travail du sol, la mortalité a considérablement diminué; et il serait superflu d'ajouter que si les marais qu'on a desséchés étaient abandonnés ou privés désormais de culture, ils reprendraient bientôt leur ancienne insalubrité

Par conséquent, et nos conclusions se résument dans ces trois propositions; il faut :

1° Coloniser immédiatement et aussi largement que possible;

2° Pousser avec activité les travaux de dessèchement;

3° Continuer, sans délai et avec de nouveaux développemens, les cultures commencées.

FIN.